Juin 1891

ANNALES DE MICROGRAPHIE

SPÉCIALEMENT CONSACRÉES

A LA BACTÉRIOLOGIE

AUX PROTOPHYTES ET AUX PROTOZOAIRES

RÉDACTEUR PRINCIPAL

P. MIQUEL, Docteur en médecine, Docteur ès-Sciences
Chef du Service micrographique à l'Observatoire municipal de Montsouris

SECRÉTAIRES DE LA RÉDACTION

FABRE-DOMERGUE, Docteur ès-Sciences, Directeur adjoint du laboratoire de Zoologie maritime de Concarneau.

Ed. DE FREUDENREICH, Chef du Service bactériologique de la Station agricole de la Rütti (Berne).

De l'action bactéricide du lait

Par Ed. de FREUDENREICH

PARIS
GEORGES CARRÉ, ÉDITEUR
58, RUE SAINT-ANDRÉ-DES-ARTS

DE L'ACTION BACTÉRICIDE DU LAIT

PAR

ED. DE FREUDENREICH

Depuis que les recherches de MM. Nuttall, Nissen, Buchner (1), etc., ont permis de constater que le sang et, en particulier, le sérum de sang, semblent exercer une action délétère sur un grand nombre de microorganismes, l'étude du problème de l'immunité naturelle est entrée dans une nouvelle phase. Les bactériologistes se sont précipités sur les traces de ces expérimentateurs, ont renouvelé et amplifié leurs expériences, et, s'appuyant sur ces faits curieux, un grand nombre d'entre eux paraissent vouloir rapporter toute la question de l'immunité à des phénomènes d'une chimie très simple. Bien que les éléments chimiques qui conféreraient au sérum ces propriétés bactéricides soient loin d'être connus — jusqu'ici on n'a guère encore émis que des hypothèses plus ou moins plausibles — l'immunité serait due, selon eux, à la composition chimique du sang, qui empêcherait le développement des germes infectieux. Ainsi, nous voyons, pour citer un exemple, M. Behring attribuer l'immunité naturelle dont jouissent les rats à l'égard du charbon à la plus grande alcalinité de leur sang. Cette manière de voir peut avancer divers faits en sa faveur : on voit, par exemple, d'après MM. Behring et Nissen, le sérum de sang des cobayes vaccinés contre le vibrion Metschnikovi être bactéricide pour ce microorganisme, tandis que celui-ci s'accommoderait parfaitement du sérum du cobaye non vacciné ; ensuite on a vu MM. Behring et Kitasato (2) conférer l'immunité contre le tétanos à des souris en leur injectant 0,2-0,5 cmc. de sérum d'un animal rendu réfractaire,

---

(1) *Zeitschrift für Hygiene*, VIII, p. 412.
(2) *Deutsche med. Wodchenschrift*, 1890, n° 49.

de même que MM. Ogata et Jasuhara (1) ont conféré à des souris l'immunité contre le charbon par l'injection d'une goutte de sang de grenouille. Tout récemment aussi MM. Emmerich et Mastbaum ont rendu réfractaires au rouget du porc, des lapins et des souris et les ont même guéris d'une atteinte de cette maladie, par l'injection du suc des tissus de lapins vaccinés par l'inoculation intraveineuse de très petites quantités de cultures virulentes, et ils expliquent cet effet par l'action d'une substance dans le sang des animaux vaccinés qui agirait, c'est leur propre expression, comme une solution de sublimé ou d'acide phénique. Il s'en faut cependant que tous les faits s'accordent avec cette théorie. Ainsi l'on voit, par exemple, le sérum du lapin, animal apte à contracter le charbon, détruire activement, hors de l'organisme, la bactéridie, et pour ce qui est de l'alcalescence du sang des rats, invoquée par M. Behring comme facteur de l'immunité, on voit certaines espèces de rats ne pas être réfractaires au charbon, bien que leur sang soit aussi alcalin que celui des rats réfractaires (2). C'est pourquoi les défenseurs de la théorie phagocytaire n'ont pas cru, malgré ces faits nouveaux, devoir abandonner leur explication de l'immunité basée sur l'activité des phagocytes, tandis que d'autres, enfin, cherchent à concilier ces deux opinions en admettant qu'il y a une part de vérité dans chacune d'elles. En attendant que le débat puisse être clos, les recherches s'accumulent et les constatations faites pour le sang ont été étendues à d'autres liquides organiques. Ainsi, l'humeur aqueuse de l'œil a été trouvée bactéricide, de même que, plus récemment, le suc musculaire (3). MM. Lehmann et Richter (v. ce tome, p. 194) l'ont également revendiquée pour l'urine, et il n'y a pas longtemps, M. Fokker (4) faisait voir que même le lait frais, qui cependant constitue un milieu de culture excellent

---

(1) *Centralblatt fur Bakteriologie*, IX, p. 25.

(2) F. Fischel, Untersuchungen über die Milzbrandinfection bei Fräschen u. Kröten (*Fortschritte der Medicin*, 1891, n° 2, p 54.

(3) Tria Giacomo, Sur le mode de se comporter du tissu musculaire dans quelques infections (*Rend. della. R. Accademia delle scienze, fisiche et matematiche*, 1890, Sett. Ott. e Nov).

(4) A.-P. Fokker, Sur les qualités bactéricides du lait (*Zeitschrift für Hygiene* IX, p. 41).

pour beaucoup de microbes, exerçait une action néfaste sur deux ferments lactiques qu'il avait isolés du lait, un micrococcus probablement identique à celui de Krüger et un bacille qui paraît être le bacille de la fermentation lactique de Hueppe.

Les liquides sortant de l'organisme vivant paraissent donc doués d'un pouvoir nocif à l'égard des bactéries, mais ce n'est que quand on aura réuni un nombre de faits bien plus considérable que l'on pourra se faire une idée juste des causes qui président à ce phénomène. Pour ma part, j'ai cherché à étendre l'étude des propriétés bactéricides du lait à des bactéries pathogènes pour voir si, dans le cas du lait, il s'agit d'un phénomène analogue à celui qu'ont révélé les recherches sur les propriétés bactéricides du sérum de sang.

Dans mes expériences j'ai suivi le procédé employé par la plupart de ceux qui se sont occupés de cette question : le lait frais venant d'être trait est réparti par portions de quelques centimètres cubes dans des tubes à essai et inoculé avec une anse de platine d'une culture de bouillon d'un microbe donné ; après avoir fortement agité le tube pour répartir les microbes ensemencés aussi également que possible dans le lait, on en fait de suite une plaque de gélatine avec une anse de platine de lait. A des intervalles divers on procède alors à de nouvelles numérations en se servant naturellement de la même anse de platine. On constate ainsi si le nombre des microbes qui se trouvent de suite après l'ensemencement dans une anse de platine d'une grandeur donnée augmente ou diminue dans la suite. Dans ce dernier cas, on conclut à la mort des bactéries, conclusion un peu hâtive peut-être, car il serait possible que la diminution tînt seulement à un affaiblissement de vitalité se traduisant par une incapacité de développement.

Avant d'exposer les résultats de mes recherches, je dirai encore quelques mots de la manière d'obtenir le lait destiné à de pareilles expériences. Il est clair que celui-ci doit être aussi pur que possible pour qu'à une action nocive du lait ne vienne pas se surajouter une complication due à l'antagonisme et à la concurrence vitale de microbes étrangers. Or il n'est pas aisé de se procurer un lait vierge de germes. Le moyen le plus simple est de désinfecter soigneusement le pis d'une vache ou d'une chèvre et de traire directement dans des tubes à essais stérilisés. On peut ainsi obtenir quelques tubes qui restent indéfiniment inaltérés ; cependant le procédé est loin d'être sûr, car, maintes fois, malgré toutes les précautions employées, j'ai vu la totalité des tubes s'altérer après un séjour de quelques jours à l'étuve. Toutefois, le nombre de germes introduits étant forcément limité, l'ensemencement d'une anse de platine d'une culture bien développée d'un autre microbe assure la prépondérance de ce dernier et l'on voit rarement avant 24 ou 48 heures les microbes introduits fortuitement manifester leur présence sur les plaques. C'est ce procédé que j'ai le plus souvent employé. J'ai cependant été amené dans le cours de ces expériences à essayer d'une méthode qui, *a priori*, semble devoir donner des résultats absolument sûrs, et qui consiste à recueillir le lait directement dans la glande mammaire sans qu'il soit exposé un seul instant au contact de l'air. Pour cela, une canule percée à son extrémité de quelques trous latéraux, tandis que le bout même est fermé et arrondi, est réunie par un tube de caoutchouc à un tube de verre traversant le bouchon de caoutchouc d'un flacon d'une contenance de 250 grammes ; le bouchon est traversé par un second tube de verre muni d'un tampon de ouate et destiné à laisser échapper l'air pendant le remplissage du ballon. La canule est encore introduite dans un tube de verre pour la protéger pendant le transport contre les poussières de l'air et tout l'appareil est stérilisé à l'autoclave à 120°. Quand on veut s'en servir, on désinfecte soigneusement le pis de la vache ou de la chèvre au sublimé et à l'alcool, on introduit rapidement la canule, et le lait coule dans le ballon ; on peut hâter l'écoulement en faisant le vide au moyen d'un tube de caoutchouc fixé sur le second tube. On obtient ainsi quelquefois du lait absolument vierge de microbes. Je dis *quelquefois* seulement, car fréquemment j'ai vu tous mes ballons, portés à l'étuve, s'altérer dans la suite. La chèvre ayant servi à ces expériences étant en parfaite santé, je ne puis m'expliquer ce fait qu'en admettant qu'il y a presque toujours dans le méat du canal excréteur une accumulation de microbes que les mesures de désinfection extérieures n'atteignent pas et que les premiers jets de lait que l'on exprime avant d'introduire la canule sont impuissants à enlever. Ces microorganismes paraissent être des ferments lactiques, car presque toujours, dans ce cas, le lait s'acidifie, et j'ai vu qu'en pasteurisant le lait à 68° pendant 20 minutes, d'après la méthode de M. Bitter, température qui ne l'altère pas, on parvient, dans la généralité des cas, à le conserver indéfiniment. Ce dernier procédé n'est naturellement pas applicable quand on veut étudier les qualités bactéricides du lait, attendu que le chauffage, ainsi qu'on le verra plus loin, les modifie comme celles du sérum. On a du moins, même sans le chauffage à 68°, un lait, si ce n'est toujours absolument pur de germes, du moins alors très pauvre en microbes. Passons maintenant, après cette digression sur la manière de recueillir le lait, aux résultats des expériences entreprises pour déterminer les propriétés bactéricides du lait.

J'ai déjà dit plus haut comment je procédais à ces expériences. J'en résume les résultats dans les tableaux suivants. Quand il n'est rien dit d'autre, l'anse de platine employée était plutôt petite (diamètre de 1 millimètre environ).

Je me suis servi dans ces expériences du bacille cholérique, du bacille typhique, d'un bacille qui produit le boursouflement des fromages, le *Bacillus Schafferi*, que j'ai décrit ici même (t. III, p. 161), et d'un ferment lactique, un micrococcus ovale que j'ai fréquemment trouvé dans le lait. De suite après l'ensemencement, les tubes étaient mis à l'étuve à 37°.

Ces premières expériences montrent déjà une action nettement délétère du lait frais sur les microbes qu'on y implante. Dans quelques-unes, toutefois, les deux expériences faites avec le bacille cholérique le lait n'avait pas été obtenu pur de tout microbe, paraît-il, car à partir de la sixième heure on voit quelques rares colonies vulgaires se développer. On pourrait, pour ce motif, croire que la disparition du bacille cholérique était due plutôt à la concurrence vitale d'une autre espèce microbienne qu'à une action bactéricide du lait. Il n'en n'est rien toutefois, car on voit les bacilles du choléra diminuer et même disparaître entièrement bien

Lait de vache frais (trait dans des tubes stérilisés)

MICROBES ensemencés	OBSERVATIONS	DE SUITE APRÈS l'ensemencement	1/2 HEURE APRÈS l'ensemencement	1 HEURE APRÈS l'ensemencement	2 HEURES APRÈS l'ensemencement	5-6 HEURES APRÈS l'ensemencement	24 HEURES APRÈS l'ensemencement
Choléra	Une anse de platine de culture dans le bouillon.	6,930 colonies	2,500 colonies	100 colonies	3 colonies	17 colonies vulgaires ne liquéfiant pas la gélatine. Point de colonies cholériques.	Le lait est déjà visiblement altéré. 7 colonies vulgaires
»	Très petite anse de platine.	Colonies très nombreuses ; la plaque est liquéfiée au moment de l'examen.	24 colonies	0	0	2 colonies vulgaires	5 colonies vulgaires
Typhus	Anse de platine de culture dans le bouillon.	Environ 4,000 colonies.	A peu près le même nombre (4,000).	A peu près le même nombre (4,000).	1,200 colonies	620 colonies (pures)	Aucune colonie typhique, mais nombreuses colonies d'un micrococcus vulgaire.
»	Très petite anse de platine.	354 colonies	162 colonies	67 colonies	160 colonies	0	Colonies typhiques innombrables.
Bacillus Schafferi	Une anse de platine de culture dans le bouillon	Environ 4,000 colonies.	A peu près le même nombre (4,000).	80 colonies	2,400 colonies	Colonies innombrables.	Colonies innombrables.
»	Très petite anse de platine.	379 colonies	298 colonies	191 colonies	162 colonies	10 colonies	Colonies innombrables.
Micrococcus ovale de la fermentation lactique	Anse de platine de culture dans le bouillon.	85 colonies	55 colonies	45 colonies et, en outre, un millier de colonies plus petites d'un autre ferment lactique.	35 colonies plus 1,200 colon. plus petites d'un autre ferment lactique.	40 colonies et une masse d'autres colonies plus petites d'un autre ferment lactique.	Quantité innombrable de toutes petites colonies.
»	Très petite anse de platine.	565 colonies	278 colonies	453 colonies	367 colonies	1,360 colonies	Colonies innombrables.

Lait de chèvre frais (trait dans des tubes stérilisés)

MICROBES ensemencés	OBSERVATIONS	DE SUITE après l'ensemencement	1/2 HEURE après l'ensemencement	1 HEURE après l'ensemencement	2 HEURES après l'ensemencement	3 HEURES après l'ensemencement	5 HEURES après l'ensemencement	7 HEURES après l'ensemencement	24 HEURES après l'ensemencement	4 JOURS après l'ensemencement
Choléra	Lait de la chèvre *a*, petite anse de platine de culture de bouillon.	550 col.	500 col.	30 col.	2 col.		0		0	
»	Lait de la chèvre *b*.	1,400 col.		806 col.		1 col. chol., 2 col. vulgaires.		1 col. chol., 58 col. vulgaires.	1 col. chol. et un grand nombre de colonies vulgaires.	Colon innombrab. de chol. mêlées à des colonies vulgaires.
Typhus	Lait de la chèvre *a*.	526 col.		248 col.	89 col.		Point de col typhiques, mais 6 col. vulgaires.		370 col. vulgaires, point de col. typhiques.	
»	Lait de la chèvre *b*.	1,200 col.		292 col.		35 col.		Environ 4,500 col.	Col. innombrables.	
Bac. Schafferi	Lait de la chèvre *a*.	Environ 1,200 col.	800 col.	713 col.	475 col.		200 col.		Col. innombrables.	
»	Lait de la chèvre *b*.	Environ 1,300 col.		681 col.		40 col.		8,500 col.	Col. innombrables.	
Micrococcus ovale de la fermentati. lactique.	Lait de la chèvre *a*.	837 col.	688 col.	695 col.	567 col.		750 col.		Environ 750° *col.*	

avant l'apparition des colonies vulgaires. Dans la première expérience, par contre, faite avec le ferment lactique, la concurrence vitale semble avoir joué un rôle prépondérant, car déjà une heure après l'ensemencement les microbes vulgaires étaient très nombreux.

Cette action bactéricide du lait varie, on le voit, suivant les espèces. Le bacille cholérique est détruit le plus rapidement de tous, le bacille typhique vient ensuite, tandis que les deux autres, dont le lait est fréquemment l'habitat, en souffrent dans une moindre mesure. Quand le microorganisme ensemencé n'est pas entièrement détruit, on voit, comme pour le sérum du sang, les individus restés en vie faire souche et, en général, au bout de 24 heures, l'anse de platine servant à l'ensemencement suffit pour faire naître d'innombrables colonies sur la plaque.

On retrouve la même action bactéricide dans le lait de chèvre. Le tableau qui précède en fait foi.

On voit par le tableau qui précède que le lait de chèvre jouit des mêmes propriétés que le lait de vache ; il est probable qu'on les retrouverait dans tous les laits.

Plusieurs expérimentateurs ont remarqué que l'action bactéricide du sérum cesse ou diminue quand la quantité des microbes ensemencés est très grande. L'expérience suivante montre que le lait se comporte de même à l'égard des bacilles typhiques et Schafferi, mais qu'il peut détruire des quantités considérables de bacilles cholériques.

Lait de chèvre frais, ensemencé abondamment

MICROBES ensemencés	OBSERVATIONS	DE SUITE APRÈS l'ensemencement	1 HEURE APRÈS l'ensemencement	3 HEURES APRÈS l'ensemencement	7 HEURES APRÈS l'ensemencement	24 HEURES APRÈS l'ensemencement	48 HEURES APRÈS l'ensemencement
Choléra	Addition de 8 gouttes de culture de bouillon.	Environ 40,000 col.	A peu près le même nombre	A peu près 37,800 col.	A peu près 4,800-5,000 col.	Un millier de colonies	0
Typhus	»	Environ 42,000 col.	Pas de différence appréciable	Les colonies sont moins serrées. Environ 24,000.	Colonies innombrables	Colonies innombrables	Colonies innombrables
Bac. Schafferi	»	Innombrables	Innombrables	Innombrables	Innombrables	Innombrables	Innombrables

Le sérum de sang chauffé à 55° pendant 1 heure perd son pouvoir bactéricide et devient de suite un bon terrain de culture pour les bactéries. Le lait se comporte absolument de même.

Lait de chèvre frais, chauffé pendant 1 heure à 55°

MICROBES ensemencés	DE SUITE APRÈS l'ensemenc.	1 H. APRÈS l'ensemenc.	2 H. APRÈS l'ensemenc.	7 H. APRÈS l'ensemencem.	24 H. APRÈS l'ensemencem.
Choléra	envir. 900 col.	2,300 colonies	3,600 colonies	La plaque est liquéfiée à l'examen.	Colonies innombrables.
Typhus	184 colonies	310 colonies		Environ 5,000 colonies.	Colonies innombrables.
Micrococcus ovale de la fermentation lactique.	335 colonies	305 colonies	296 colonies	205 colonies	Au moins 13,000 colonies.

Sauf le ferment lactique, les microbes ensemencés dans le lait chauffé à 55° pendant 1 heure s'y développent de suite. Il est probable que la culture du ferment lactique était affaiblie, car dans une expérience de contrôle faite avec le même lait frais, mais non chauffé, ce micrococcus ne parvint pas à y prendre pied. Imméditemeet après l'ensemencement, la plaque donna 1,200 colonies, 2 heures plus tard 1,100, 7 heures plus tard 219 seulement et après 24 heures la plaque resta stérile.

Quand on pasteurise le lait à 68-69° pendant 20 minutes d'après la méthode de M. Bitter, il perd aussi une partie de son pouvoir bactéricide, mais à un degré moindre que par le chauffage à 55° prolongé pendant 1 heure. On voit, au début, une diminution dans le nombre des bactéries, mais celle-ci s'arrête bientôt et, en général, déjà à partir de la sixième heure, l'augmentation est marquée, tandis que dans le lait frais la diminution est à ce moment à son apogée. Le lait de vache pasteurisé provenait de la même vache et avait été trait en même temps que celui de la seconde expérience faite avec le lait de vache frais. Les laits de chèvre pasteurisés venaient également de la même source que les laits de chèvre frais et ont été inoculés avec les mêmes cultures.

Lait pasteurisé à 68-69° pendant 20 minutes

MICROBES ensemencés	OBSERVATIONS	DE SUITE APRÈS l'ensemencement	1/2 HEURE APRÈS l'ensemencement	1 HEURE APRÈS l'ensemencement	2 HEURES APRÈS l'ensemencement	3 HEURES APRÈS l'ensemencement	6-7 HEURES APRÈS l'ensemencement	24 HEURES APRÈS l'ensemencement
Choléra	Lait de vache	179 col.	560 col.	510 col.			2,700 col.	Environ 2,000 col.
»	Lait de la chèvre *a*	4,800 col.		114 col.	1,800 col.		Colon. innombrabl	Plaque liquéfié au moment de l'examen.
»	Lait de la chèvre *b*	642 col.		55 col.		1,400 col.		Colon. innombrabl.
Typhus	Lait de vache	245 col.	190 col.	175 col.	45 col.		6,300 col.	Colon. innombrabl.
»	Lait de la chèvre *a*	616 col.		434 col.	866 col.		Colon. innombrabl.	»
»	Lait de la chèvre *b*	384 col.		239 col.		68 col.	Environ 50,000 col.	»
Bacillus Schafferi	Lait de la chèvre *a*	1,450 col.		600 col.	500 col.		Colon. innombrabl.	»
»	Lait de la chèvre *b*	950 col.		543 col.		33 col.		»

Pendant combien de temps le lait conserve-t-il ses propriétés bactéricides ? C'est une question que je n'ai pas encore pu résoudre d'une manière définitive à cause de la difficulté qu'il y a, ainsi que je l'ai dit plus haut, d'obtenir un lait frais, absolument vierge de germes. Le fait est de peu d'importance, quand on fait l'expérience de suite, avec le lait frais, attendu que l'on arrive à terminer l'expérience, ainsi que nous l'avons vu, avant que les microbes vulgaires aient eu le temps de pulluler, mais il n'en est plus de même quand on emploie un lait vieux de quelques jours, dans lequel ils ont déjà crû abondamment. Cependant il semble résulter de quelques expériences que ce pouvoir s'affaiblit avec l'âge. Ainsi du lait de vache, âgé de 4 jours, inoculé avec le *Bacille Schafferi* donna de suite après l'encemencement 1,000 colonies, une heure après 1,100, et après 4 heures elles étaient déjà innombrables.

Du lait de chèvre, vieux de 15 jours, donna, de suite après ensemencement avec le même microbe, 588 colonies, 1 heure après 473, 3 heures après 494, 6 heures après 2,300, et après 24 heures des colonies innombrables. Ensemencé avec le bacille typhique, ce lait donna de suite après l'inoculation 777 colonies. Après une heure, leur nombre était de 768, de 948 après 5 heures, de 950 après 6 heures et d'environ 20,000 après 24 heures. Le bacille cholérique, au contraire, fut encore tué par ce lait. De 328 au début, le nombre de ses colonies tomba, après une légère augmentation, à 12 après 6 heures, et la plaque faite 24 heures après l'ensemencemement se montra absolument stérile.

Il était intéressant de rechercher à quelle partie du lait appartient ce pouvoir délétère. J'ai expérimenté, à cet égard, avec le sérum et la crème. Pour obtenir le premier, je filtrai le lait sur une bougie Chamberland, qui retient la presque totalité de la matière grasse et de la caséine; le liquide filtré est clair et légèrement jaunâtre. La filtration est malheureusement fort lente et le lait a souvent le temps de s'acidifier; l'action proprement bactéricide peut donc parfois se compliquer d'une légère acidification du terrain de culture, qui à elle seule pourrait rendre compte de l'absence de développement d'une bactérie aussi sensible, par exemple, que celle du choléra à l'acidité du milieu. Quant à la crème, je l'obtenais en laissant le lait recueilli aseptiquement: pendant 24 heures dans un appareil réfrigérant à glace. Voici les résultats :

Crème (lait de chèvre)

MICROBES ensemencés	DE SUITE APRÈS l'ensemenc.	1 H. APRÈS l'ensemenc.	3 H. APRÈS l'ensemenc.	6 H. APRÈS l'ensemenc.	24 H. APRÈS l'ensemencement
Choléra	377 colonies	environ 4,000 colonies.	même nombre	3,000 colonies environ.	Col. chol. innombrables mêlées à un petit bacille ne liquéfiant pas la gélatine.
Typhus	env. 1,800 col.	env. 2,000 col.	env. 1,800 col.	env. 634 col.	Col. inombrables
Micrococcus ovale de la fermentation lactique.	14,400 colon.	11,400 colon.	4,500 colonies	3,000 colonies	»

L'expérience n'est pas très concluante ; la crème a été peu bactéricide pour les bacilles du choléra et du typhus, tandis qu'elle l'était un peu pour le ferment lactique. Il n'est pas facile, d'ailleurs, de distribuer uniformément les microbes que l'on ensemence dans une crème épaisse, et il est difficile aussi d'en retirer une gouttelette toujours de même grandeur; peut-être est-ce à ces causes qu'il faut attribuer le peu de netteté des résultats.

Sérum de lait

MICROBES ensemencés	OBSERVATIONS	DE SUITE APRÈS l'ensemencement	1/2 HEURE APRÈS l'ensemencement	1 HEURE APRÈS l'ensemencement	2 HEURES APRÈS l'ensemencement	3 HEURES APRÈS l'ensemencement	7 HEURES APRÈS l'ensemencement	24 HEURES APRÈS l'ensemencement
Choléra	Sérum de lait de vache.	735 col.	209 col.	19 col.	0			0
»	Sérum de lait de chèvre.	1,200 col.		4,000 col.		1,200 col. petites et liquéfiant lentement la gélatine.		0
»	»	295 col.		0		0		0
Typhus	Sérum de lait de vache.	390 col.	234 col.	336 col.	202 col.			0
»	Sérum de lait de chèvre.	1,200 col.		1,500 col.		3,000 col.		Colon. innombrabl.
»	»	1,118 col.		1,080 col.		734 col.	Colon. innombrabl.	»
Bacillus Schafferi	Sérum de lait de vache.	9,739 col.	7,500 col.	6,700 col.	5,500 col.			»
»	Sérum de lait de chèvre.	611 col.		542 col.		41 col.		»
»	»	1,300 col.		1,100 col.		52 col.	Colon. innombrabl.	»

L'action délétère du sérum se montre nettement dans ces expériences, sauf pour le sérum du premier lait de chèvre, dans lequel le bacille du typhus prospéra de suite; au début le bacille du choléra semble aussi y avoir crû, mais dans la suite il disparut. Le procédé de filtration (bougie dure Chamberland) peut-il parfois, en raison de sa lenteur et des altérations qui peuvent par cela se produire dans le lait, atténuer le pouvoir microbicide du lait liquide filtré? C'est une question qu'il vaudrait la peine d'étudier en se servant de bougies à filtration rapide. Même si tous les microbes n'étaient pas retenus sur le filtre, leur nombre ne serait pas assez considérable pour faire craindre qu'une question de concurrence vitale ne vienne compliquer le problème. Quoi qu'il en soit, le pouvoir bactéricide en question paraît appartenir surtout au sérum.

Tels sont les faits qui résultent de ces expériences, et qui établissent avec évidence que le lait frais jouit, à l'égard de certaines bactéries, de propriétés analogues à celles qui ont été constatées dans le sang et d'autres liquides organiques. Quelle est maintenant la cause de ces phénomènes, question importante, car de sa solution dépend, en partie, la solution du problème de l'immunité.

Dans un fort intéressant mémoire (1), M. Hafkine ne voit là que des phénomènes d'accommodation à un milieu nouveau. Selon lui, après chaque changement de milieu, si nutritif que soit le milieu nouveau, il y a des individus qui ne supportent pas le transport. A l'appui de son opinion, M. Hafkine montre que le bacille typhique sur lequel l'humeur aqueuse de l'œil du lapin exerce une action bactéricide marquée peut, par une accoutumance graduelle à ce nouveau milieu, arriver à s'y acclimater parfaitement. Ainsi, après l'avoir cultivé dans du bouillon additionné de doses croissantes d'humeur aqueuse, il est parvenu à obtenir des cultures typhiques pouvant se développer dans l'humeur aqueuse pure, aussi bien que précédemment dans le bouillon. Il a vu, de même, que le bacille typhique récemment emprunté à l'organisme humain, ne paraîtrait nullement souffrir du contact de l'humeur aqueuse du lapin.

L'accommodation joue certainement un grand rôle dans cette question. On peut le voir en transportant par exemple des cultures de bouillon dans du bouillon de choux, liquide très nutritif puisque d'après les expériences de Miquel, le suc de choux serait onze fois plus nutritif que le bouillon salé. On voit, au début de l'expérience, le nombre des microbes ensemencés diminuer considérablement.

---

(1) *Annales de l'Institut Pasteur*, IV, p. 363.

Bouillon de choux

MICROBES ensemencés	OBSERVATIONS	DE SUITE après l'ensemencement	1 HEURE après l'ensemencement	3 HEURES après l'ensemencement	7 HEURES après l'ensemencement	24 HEURES après l'ensemencement
Choléra	Cultivé dans du bouillon de peptone et transporté dans du bouillon de choux neutre.	888 col.	284 col.	18 col.	0	0
»	»	Environ 2,000 col.	375 col.	0	0	0
Typhus	»	1,006 col.	993 col.	440 col.	13,500 col.	Le bouillon de choux étant trouble, on ne fait pas de plaque, l'accroissem. étant suffisamment démontré.
Bac. Schafferi	Cultivé dans du bouillon sucré. »	1,200 col.	1500-1600 colonies.	661 col.	Col. innombrables	»
Micrococcus ovale de la fermentat. lactique.		600 col.	1,500 col.	1,400 col.	»	Col. innombrables.

Ici nous voyons donc, pour le bacille typhique surtout et aussi un peu pour le bacille Schafferi une période d'accommodation, accompagnée d'une diminution sensible des bactéries, précéder le moment où elles prennent pied et se développent abondamment. Le bacille du choléra, ainsi qu'il résulte de deux expériences, ne s'acclimate pas du tout dans le bouillon de choux, même parfaitement neutre, et y il meurt bientôt. Conclure de cela que le bouillon de choux est bactéricide, serait cependant fort peu justifié. M. Buchner a également constaté un fait analogue en ensemençant des bacilles du charbon ou du choléra dans des disolutions de sucre de canne. La théorie de M. Hafkine nous paraît, toutefois, insuffisante. Bien des expérimentateurs se sont servis, en effet, dans leurs expériences de bactéries charbonneuses prises dans la rate même d'animaux ayant succombé au charbon, et cependant ces bactéridies, bien qu'acclimatées à l'organisme vivant subissaient l'action délétère du sérum de sang. Je n'ai pas non plus pu constater que des microbes élevés dans du lait stérilisé pendant quelques générations subissent moins fortement l'action délétère du lait frais que celles cultivées dans le bouillon. Ainsi, j'ai vu un bacille typhique, cultivé dans du lait et donnant 167 colonies de suite après l'ensemencement dans du lait frais, n'en donner que 88 après 1 heure, 47 après 3 heures, 38 après 5 heures, et de nouveau plusieurs centaines après 24 heures et une quantité innombrable après 48 heures. Le bacille de Schaffer tomba de 3,000 à 611 après 1 heure, à 48 après 3 heures, à 1 après 5 heures. Après 24 heures les colonies étaient par contre innombrables. En outre, et ce point me paraît décisif, la théorie de l'accommodation n'explique pas qu'il suffise de chauffer le sérum de lait à 55° pour permettre aux bactéries de s'y développer de suite après l'ensemencement sans passer par une période de transition. Il faut donc admettre que ces liquides organiques sont doués de propriétés spéciales s'opposant, pendant un temps du moins, à la pullulation des bactéries. Aussi voyons-nous les expérimentateurs s'efforcer de trouver dans ces liquides organiques une substance toxique pour les bactéries qui puisse rendre compte de son action microbicide. Il me paraît cependant qu'on se laisse entraîner ici par une ressemblance toute extérieure entre l'action des antiseptiques et celle du sang à conclure à une identité d'action. Parce que l'on voit les bactéries mourir dans une solution de bichlorure de mercure ou d'acide phénique et mourir aussi dans des liquides organiques, on semble en conclure que ces derniers possèdent une sorte de propriété antiseptique ; c'est du moins ce que montre l'emploi des expressions « microbicide » ou « bactéricide », et l'on ne voit dans ces phénomènes plus qu'une simple question de chimie. Nous avons vu plus haut que des raisons, comme le degré d'alcalinité du sang, par exemple, sont pourtant loin de suffire pour expliquer ces phénomènes, et que penser, d'ailleurs, de substances bactéricides si fugaces qu'un simple chauffage suffit à détruire rapidement.

Jusqu'à présent, on a, je crois, trop oublié que l'on a affaire ici non pas à des liquides inertes, mais plutôt à une matière vivante. Est-ce aller trop loin que de réclamer une vitalité propre pour un liquide organique fraîchement extrait du corps vivant? Je ne le crois pas. Dans un précédent numéro de ces *Annales* (1), M. Miquel, dans ses si intéressantes études sur les ferments de l'urée, nous a montré que les ferments solubles naissent, agissent et meurent comme des êtres vivants, et il arrivait à la conclusion qu'on peut non-seulement les appeler des substances semi-vivantes, mais même leur accorder la vitalité dans des termes moins restrictifs. Si tel est le cas pour des diastases, ne sera-ce pas plus vrai encore pour un liquide sortant d'un organisme vivant, et qui, quelques instants auparavant, participait à sa vie. L'idée d'une vie sans cellule pourra paraître étrange au premier abord, mais, d'autre part, faut-il admettre que les liquides organiques, vivant dans la cellule qui les élabore, cessent de vivre du moment où ils quittent cette cellule ? Pourquoi cette mort subite? Ce n'est certes plus qu'une vie incomplète puisque la reproduction, la nutrition, etc., leur font défaut; mais ce reste de fonctions vitales pourrait nous expliquer l'action de ces liquides sur les bactéries. Celles-ci se trouvent dès lors en présence, non plus d'un bouillon inerte, mais bien d'un milieu vivant, résistant à l'envahissement. Ainsi s'explique la croissance ultérieure des bactéries quand la vie du liquide organique a cessé ou que les microbes ont été les plus forts ; de même, le fait que le chauffage, en supprimant ce reste de vie, fait du sérum ou du lait un simple bouillon de culture. Cependant, que l'on ne se méprenne pas sur le sens que j'attribue à ces morts de fonctions vitales. Loin de moi l'idée de chercher dans les liquides organiques quelque force mystérieuse, comme la force vitale de Stahl ou les propriétés vitales de Bichat. Ce sont là des conceptions de la vie qui n'ont pas résisté à la critique de Claude Bernard. Comme l'a dit ce dernier, toute manifestation de l'être vivant est un phénomène physiologique qui se trouve lié à des conditions physico-chimiques déterminées (2). En fin de compte c'est donc bien la chimie qui aura à nous expliquer la nature de

(1) T. III, p. 305.
(2) *Leçons sur les phénomènes de la vie*, I, p. 60.

la réaction des liquides de l'organisme à l'égard des bactéries et à préciser les conditions dans lesquelles elles s'exercent; mais il y a là des questions d'un chimisme bien plus délicat que l'action corrosive d'un antiseptique comme le sublimé, par exemple, sur le protoplasme des bactéries.

Un mémoire tout récent de M. le professeur Ogata à Tokio, dont nous avons déjà signalé les travaux sur l'immunité, que j'ai en cet instant sous les yeux, contient des faits qui me paraissent parler en faveur de cette manière de voir. M. Ogata aurait réussi à extraire du sang d'animaux jouissant de l'immunité à l'égard du charbon et de la septicémie des souris, une substance qui, à la dose de quelques gouttes, conférerait l'immunité aux animaux non réfractaires à ces deux maladies. A première vue, ce fait semblerait parler en faveur de la thèse de ceux qui expliquent l'action des liquides organiques par la présence d'une substance toxique. Mais cette substance serait, d'après M. Ogata, un *ferment*, c'est-à-dire, si notre opinion est juste, précisément une substance non pas inerte, mais vivante; ainsi s'expliquerait, en effet, le fait que quelques gouttes de cet extrait puissent conférer l'immunité; car s'il s'agissait d'une substance agissant à l'instar d'un antiseptique, quel degré de concentration ne devrait-elle pas avoir pour qu'une si petite dose stérilisât l'organisme entier. Du moment, au contraire, où il s'agit d'un ferment, l'action s'explique, car c'est le propre des ferments de pouvoir transformer une quantité de matière bien plus considérable que la leur. Les mêmes réflexions peuvent se faire au sujet du récent travail de MM. Emmerich et Mastbaum dont nous avons aussi parlé plus haut. La preuve, d'ailleurs, qu'il ne saurait s'agir là d'un phénomène aussi grossier que l'action d'une solution d'acide phénique ou de sublimé, ressort des expériences auxquelles MM. Emmerich et Mastbaum se sont livrés sur les propriétés bactéricides de leur « liquide curatif ». D'une part, en effet, ils constatent que chez la souris soumise à l'action de ce liquide curatif, les bacilles du rouget qu'on lui inocule périssent en 8 heures ou sont du moins devenus incapables de se développer dans la gélatine ; d'autre part, par contre, en essayant directement l'action bactéricide de ce suc et du sang filtré de lapins vaccinés sur les bacilles du rouget, comme on le fait pour le sérum de sang, le lait, etc., ils ont vu qu'ils n'étaient détruits que dans une faible mesure. Or, ce fait montre bien qu'il n'est pas question là d'une substance antiseptique au sens propre du mot, car elle devrait agir aussi bien hors de l'organisme, et c'est bien à mes yeux la preuve qu'il s'agit d'une réaction chimique beaucoup plus subtile se rattachant aux propriétés de la matière vivante.

En quoi consiste cette action de la matière vivante ou semi-vivante sur le microbe ? C'est, je le répète, à la chimie de nous répondre, mais à la chimie biologique que nous connaissons encore si peu.

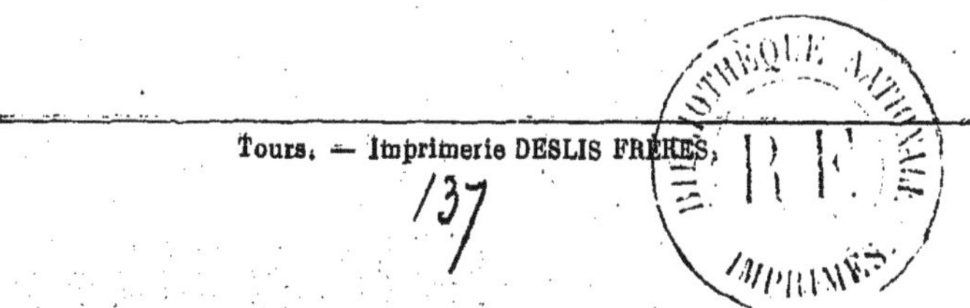

Tours. — Imprimerie DESLIS FRÈRES.

www.ingramcontent.com/pod-product-compliance
Ingram Content Group UK Ltd.
Pitfield, Milton Keynes, MK11 3LW, UK
UKHW012134240726
13965UKWH00005B/2176

9 782013 552431